BEI GRIN MACHT SICH IHR WISSEN BEZAHLT

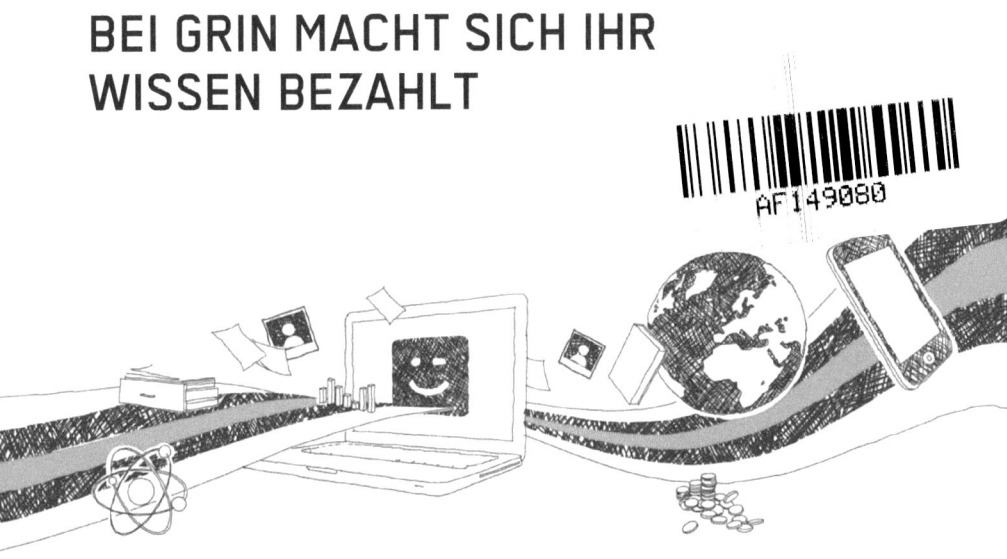

AF149080

- Wir veröffentlichen Ihre Hausarbeit, Bachelor- und Masterarbeit

- Ihr eigenes eBook und Buch - weltweit in allen wichtigen Shops

- Verdienen Sie an jedem Verkauf

Jetzt bei www.GRIN.com hochladen und kostenlos publizieren

Bibliografische Information der Deutschen Nationalbibliothek:

Die Deutsche Bibliothek verzeichnet diese Publikation in der Deutschen National-bibliografie; detaillierte bibliografische Daten sind im Internet über http://dnb.d-nb.de/ abrufbar.

Impressum:

Copyright © 2009 GRIN Verlag, Open Publishing GmbH
Druck und Bindung: Books on Demand GmbH, Norderstedt Germany
ISBN: 9783640625314

Dieses Buch bei GRIN:

http://www.grin.com/de/e-book/151180/mangelernaehrung-im-kontext-von-alter

Germraj Nagendearajah

Mangelernährung im Kontext von Alter

GRIN Verlag

GRIN - Your knowledge has value

Der GRIN Verlag publiziert seit 1998 wissenschaftliche Arbeiten von Studenten, Hochschullehrern und anderen Akademikern als eBook und gedrucktes Buch. Die Verlagswebsite www.grin.com ist die ideale Plattform zur Veröffentlichung von Hausarbeiten, Abschlussarbeiten, wissenschaftlichen Aufsätzen, Dissertationen und Fachbüchern.

Besuchen Sie uns im Internet:

http://www.grin.com/

http://www.facebook.com/grincom

http://www.twitter.com/grin_com

Mangelernährung im Kontext von Alter

Universität Bremen

Fachbereich 11: Gesundheitswissenschaften

Gesundheitliche und soziale Risiken und Ressourcen im Alter

Sommersemester 09

Verfasser: Germraj Nagendearajah

Inhaltsverzeichnis

1. Einleitung

Diese Hausarbeit befasst sich mit dem Thema "Alter und Ernährung". Es hat sich bei den Recherchen herausgestellt, dass das Spektrum zu diesem Themengebiet als außerordentlich facettenreich und tiefgründig charakterisiert werden kann. Insofern können nicht alle Aspekte aufgezeigt und bearbeitet werden, da diese den Rahmen dieser Hausarbeit sprengen würden.

Gleichwohl soll ein Einblick in diese Thematik und seinen Problemstellungen gegeben werden, da das spezifische Ernährungsverhalten eine zentrale Rolle in der Gesundheitsförderung und Krankheitsprävention einnimmt. Es kann als eine, von außen als auch von innen, beeinflussbare Determinante gesehen werden: Dies lässt sich an verschiedenen aktuellen Aufklärungskampagnen wie am Beispiel „Fit im Alter" der „Deutschen Gesellschaft für Ernährung e.V." feststellen.

Als ein schier unfassbares Paradoxon bewahrheitet sich das Missverhältnis zwischen Nahrungsmittelüberangebot und Mangel- bzw. Unterernährung. Zudem erfreut sich das Fachgebiet der Gerontologie zunehmender Aktualität, als Auslöser wäre unter anderem der demografische Wandel der Bevölkerung anzubringen.

Eingangs möchte ich zweifellos darauf aufmerksam machen, dass eine vielseitige und vollwertige Ernährung nicht nur im Alter bedeutend ist, sondern auch in jungen Jahren eine signifikante Rolle spielt. Sie hat direkte Konsequenzen auf die gesundheitliche Verfassung im Alter (vgl. Lichtenberg et al., 2001).

Die vorliegende Arbeit soll die allumfassenden Determinanten der Mangelernährung aufzeigen. Dazu werde ich zunächst mit einer Auffassung des Altersbegriffes beginnen, weiterführend die physiologischen Gegebenheiten im Alter benennen. Daraufhin werde ich die Symptome der Dehydration, eine weiterer häufig beobachteter Missstand im Alter, anführen. Anschließend werden Risikofaktoren, Ursachen und Folgen der Mangelernährung untersucht und mögliche Ernährungstherapien aufgezeigt. Die Ergebnisse der Arbeit werden in einem Fazit zusammengefasst.

2. Begriffsbestimmung Alter(n)

Es existieren mehrere Betrachtungsweisen zum Begriff des Alters bzw. des Prozesses des Alterns:

Die meisten Definitionen und Sichtweisen sind defizitär orientiert: Die Betrachtung des Phänomens ist in seiner für den Organismus negativen Symptomatik wie körperlicher und geistiger Zerfall implementiert.

Soziologisch betrachtet ist „Alter" die "jüngste" Lebensphase: Das Erkennen und die Erforschung der Lebensphase Alter begann erst vor ca. 100 Jahren (vgl. Dittrich, 2002).

Eine mögliche Gliederung der Altersphasen in Lebensjahrabschnitten: Hierbei werden 65-74-Jährige als *junge, aktive Alte* bezeichnet, die 75-89-Jährigen als *Hochbetagte* eingestuft, 90-99-Jährige werden *Höchstbetagte* genannt. Die 100-Jährigen und älter gelten als *Hundertjährige bzw. Langlebige.*

Heseker (2002) klärt auf, dass es „oft keine Übereinstimmung zwischen chronologischen und biologischen Alter" gäbe und nennt das Exempel von „senilen 68jährige und aktive 90jährige Menschen". Er grenzt in eine funktionale Alterseinteilung ab, welche die jeweiligen Kategorien „go goes", „slow goes" und „no goes" enthält.

3. Altersassoziierte Veränderungen des Organismus und ihre Effekte

Smoliner (2008, S.33) ist der Überzeugung, dass „aufgrund von Veränderungen der Körperzusammensetzung und nachlassender körperlicher Aktivität [nehme] der Gesamtenergieumsatz im höheren Alter ab(nehme)". Entsprechend leitet sie eine Drosselung des Arbeitsumsatzes bei gleichzeitig nachlassender körperlicher Tätigkeit ab. Seib (2003) erklärt diese Annahme mit der geringen Muskelmasse. Nachfolgend werden die wesentlichen Veränderungen des Körpers im Alter und seine Konsequenzen durch den Altersprozess aufgeführt:

Das Muskelsystem betreffend ist eine durchschnittliche Reduktion der Muskelmasse um ca. 40% und eine daraus schließende zunehmende Fetteinlagerung zu ver-zeichnen (Badura et al., 2003). Daraus lässt sich für Schreier und Bartholomeyczik (2004) die Abnahme der Muskelmasse (Sarkopenie), der körperlichen Leistungsfähigkeit und eine höhere Vulnerabilität (Empfindlichkeit) gegenüber Mangelernährung als Schlüsse ziehen.

Arens-Azevedo und Behr-Völtzer (2002, S.15) kündigen bezüglich des Knochen-systems eine Reduzierung der organischen und anorganischen Knochenmasse und den Verschleiß des Knorpels an. Ferner behaupten sie (2002), dass „alle Menschen über 50 Jahre" (davon) betroffen (wären)". Für Lichtenberg et al. (2001) sind die genauen Ursachen für diese Abbauprozesse nicht geklärt. Lediglich bei den Hoch-betagten (ab 85 Jahren) "ist wieder ein leichter Anstieg der Knochendichte zu finden" (Huth et al., 2001, 51). Es wird vor „erhöhten Risiko für Knochenbrüche, Bewegungseinschränkungen und Inaktivität" gewarnt (Bartholomeyczik & Schreier, 2004, S.38).

Hinsichtlich des Verdauungssystems zeichne sich ihrer Meinung (vgl. ebd.) zufolge, die Veränderung der Mundhöhle, die Rückbildung des Kiefers, die Verringerung der Organgewichte (z. B. Leber und Bauchspeicheldrüse) und eine Atrophie (=Abnahme der Zellen) der Schleimhäuten ab.

Der geringe Wassergehalt der ausgetrockneten Schleimhautzellen bildet eine schuppige Schleimhautoberfläche aus. Arens-Azevedo und Behr-Völtzer (2002) machen atrophierte Schleimhäute und niedrige Organmasse für die reduzierte Sekretion (=Absonderung) von Verdauungsenzymen verantwortlich.

Zwar ist aus ihrer Sicht (2002, S.13) dies keine gravierende Fehlfunktion, dennoch kann „ im fortgeschrittenen Stadium [kann jedoch] die Eisen-, Vitamin B12 und eventuell die Fettresorption verringert sein".

Die Atrophie der Schleimhäute in der Mundhöhle beruht auf verschiedenen Erkrankungen wie u. a. Pilzinfektionen, Parkinsonsche Krankheit, Medikamenten-konsum (Antiobiotika, Diuretika, Beruhigungsmittel) (Arens-Azevedo & Behr-Völtzer, 2002).

Huth et al. (2001) stellen außer der Deformierung des Kiefers noch den Verschleiß von Zahnbein und Zahnschmelz fest. Sie (2001) befürchten, dass die Zahnwurzel häufiger von Karies erfasst wird und mit Zahnverlusten kovariiert. Lichtenberg et al. (2001) geben die Prävalenz von Vollprothesen bei den über 65-jährigen mit 40% an. Zusätzliche 20% beanspruchen eine Teilprothese (Arens-Azevedo & Behr-Völtzer, 2002).

Im Urogenitaltrakt wickeln sich gleichfalls Alterserscheinungen ab. Konträr zur nachlassenden Durstperzeption (=Durstempfinden) steigt die Sättigungsperzeption mit erhöhter Dehydrationsgefährdung (Schwartz et al., 2003).

Bei der Niere vollziehen sich Modifikationen wie eine Verringerung des Organgewichts und Funktionseinschränkungen. Dies zielt auf eine Abnahme der Filtrationsrate und zunehmenden Natriumverlust mit dem Resultat einer mangelnden Ausscheidung ab (Badura et al., 2003). Das verkleinerte Fassungsvermögen der Harnblase bereitet den Senioren erhöhte Wasserverluste auf Grund des häufigeren Urinierens (Abelin et al., 2003).

Beim Großhirn macht sich ein zunehmender Verlust der Hirnzellen deutlich (Arens-Azevedo & Behr-Völtzer, 2002). Arens-Azevedo und Behr-Völtzer (2002, S. 251) behaupten zudem, dass „mit zunehmenden Alter [nehmen] die Zahl der Geschmacksknospen abnehme [ab]".

Zusätzlich warnen sie vor der veränderten Geschmackswahrnehmung durch die Sinneszellendegeneration für „süß" und „salzig": „Erhöhte Aufnahme von zuckerhaltigen und besonders gesalzenen Lebensmitteln bzw. eine monotone Ernährungsweise".

Summa Summarum hält Arens-Azevedo (2006) die physiologischen Veränderungen im Alter für vielfältig. Zugegebenermaßen räumt sie (2006) ein, dass die Veränderungen nicht in allen Organen erfolgen, wobei Muskelsystem und Knochen-gerüst stärker als das Hormonsystem betroffen sind. Für sie (2006) verkörpert die Sinneszellendegenration das erste Stadium des Altersprozesses.

4. Dehydration im Alter

Es ist eine allgemeingültige Untergliederung der Dehydration in drei unterschiedliche Typen vorzufinden. Die Klassifizierung erfolgt dabei in Relation des Serumnatriumwertes:

Die *hypotone Dehydration* umschreibt den Wassermangel, wobei der Natriumverlust schwerwiegender als der Wasserverlust ist. Die Natriumkonzentration im Körper sinkt. Dieser Fall tritt z. B. bei starkem Schwitzen, Laxanzienabusus (Abführmittel-missbrauch), Nebenniereninsuffizienz oder Verbrennungen ein (Latasch & Knipfer, 2004; Gehart, 2007).

Bei der *hypertonen Dehydration* trifft man die umgekehrte Konstellation an. Das Wasserdefizit überwiegt gegenüber dem Natriumentzug. Laut Burns et al. (2005) erleide der Organismus eine Hypernatriämie (Natriumüberschuss). Dieser Umstand kann als Effekt eines Diabetes mellitus oder einer Verdurstung auftreten (Menche, 2004; Gehart 2007).

Eine *isotonische Dehydration* liegt bei Verlust von Natrium und Wasser zu gleichen Teilen vor. Sie kommt bei Durchfall, Erbrechen und Blutverlusten vor (Latasch & Knipfer 2004; Menche, 2004).

Der Wasseranteil am Gesamtkörper wird bei einem Senioren mit den Alter von 85 Jahren mit 50% angeführt, das sind 10% weniger als bei einem 25-jährigen Erwachsenen (Hopp, 2004). Hopp (2004) ist der Ansicht, dass die notwendige Wasseraufnahme mit dem Körpergewicht im Zusammenhang steht.

Dies bedeutet, dass kein Einheitswert für die Flüssigkeitsaufnahme existiert. Diese Annahme lässt nicht verwunderlich erscheinen, dass die Vorgaben für die Flüssigkeitszufuhr pro Tag schwanken: Während die Deutsche Gesellschaft für Ernährung für die tägliche Trinkversorgung bei älteren Menschen 2,3 Liter empfiehlt, befürworten Heseker und Odenbach (2005) eine Aufnahme zwischen 1,5 und 2 Liter (vgl. Deutsche Gesellschaft für Ernährung e.V.).

Smoliner nimmt zum nachlassenden Durstempfinden Hochbetagter eine zusätzliche Problematik wahr: Sie mutmaßt, dass „viele ältere Menschen deutlich zu wenig (trinken)", da sie „Angst vor nächtlichen Toilettengängen" hätten. Diese Tatsache hätte eine Dehydration zur Folge, welche mit weitreichenden gesundheitlichen Risiken wie unter anderem „Apathie, Bewusstlosigkeit, Kreislaufversagen und Verwirrtheit" in Verbindung stehen (2008, S. 36f). Tragl (1999, S.154) gibt mit Erbrechen, Durchfall und „unkontrollierter Anwendung von Diuretika und Laxantien" weitere potentielle Verursacher einer Dehydration an.

Biedermann (2004, S.41) umschreibt diesen Prozess als „Teufelkreis": Er kommt zum Ergebnis, dass durch Flüssigkeitsmangel „Hirnleistungsstörungen" aufträten, welche wiederum zu dementiellen Verhalten führe. Daraus schließt er weiteres Vernachlässigen der Flüssigkeitsaufnahme.

5. Definition Mangelernährung

Nach Aussage von Arens-Azevedo und Behr-Völtzer (2002) existiert keine allgemeingültige Definition für Mangelernährung. Sie (vgl. ebd.) verweisen auf eine synonyme Verwendung des Ausdrucks „Mangelernährung": Gleichbedeutend werden in Veröffentlichungen die Begriffe Fehl- und Unterernährung sowie Malnutrition benutzt.

Faktisch wird in der Literatur folgendermaßen kategorisiert:

Als Unterernährung wird die permanent reduzierte Energieaufnahme, auch als quantitative Mangelernährung bekannt, bezeichnet. Der Zustand der Unterernährung ist „nicht bedarfsdeckend" und führt zu einer „Verschlechterung des Ernährungszustandes" (Schauder 2006, S.645). Daraus ergeben sich bei längerer Dauer gesundheitliche Missstände wie Abmagerung, Mangelerkrankungen und eine erhöhte Infektionsgefährdung.

Demgegenüber assoziiert Lange-Wagner (2005) mit der Fehlernährung eine qualitative Mangelernährungsverfassung, bei der Mikro- und Makronährstoffe weg-bleiben oder in zu dezimierter Anzahl verfügbar sind. Zu den Makronährstoffen zählen Fette, Eiweiß und Kohlenhydrate, während mit Mikronährstoffen Vitamine, Mineralstoffe, essentielle Aminosäuren und ungesättigte Fettsäuren gemeint sind (Kuhnert, 2004).

In der Geriatrie findet der Begriff „Malnutrition" häufig Verwendung: Dieser etikettiert die Protein-Energie-Malnutrition (PEM), eine kombinierte Form von Eiweiß- und Energiemangel (Jamour, 2008).

Den Stellenwert der durch die Problematik der Mangelernährung eingenommen wird, ist durchaus beachtlich: Nach Beurteilung des Medizinischen Dienstes der Spitzenverbände der Krankenkassen (MDS) leiden in Deutschland 1,6 Millionen bzw. ca. 10% aller über 60-Jährigen unter chronischer Mangelernährung. Davon leben 1,3 Millionen zu Hause und

330.000 in stationären Altenpflegeheimen. Fehl- und Mangelernährung ist somit zu einer der häufigsten und am wenigsten beachteten Krankheiten im Alter geworden.

5.1 Ätiologie der Mangelernährung: Risikofaktoren und Ursachen

Eine Mangelernährung beeinträchtigt die Lebensqualität älterer Menschen enorm, daher ist es umso wichtiger die Ursachen festzustellen (Gehart, 2007). Für Stähelin und Seiler (2004, S. 279) steht fest, dass „Malnutrition die häufigste Diagnose bei betagten Kranken [sei], da Vereinsamung und Multimorbidität, die typischen Merkmale des älteren Patienten sind, zwangsläufig zu Malnutrition führen". Dabei muss beachtet werden, dass die Kausalzusammenhänge zwischen Risikofaktoren und Ernährung bei Hochbetagten nicht mehr so eindeutig sind (Arens-Azevedo, 2006).

Außer den schon erwähnten Veränderungen des Stoffwechsels ist es keinesfalls auszuschließen, dass noch weitere Parameter eine Mangelernährung begünstigen. Generell lässt sich die Mangelernährung multikausal in soziale, psychosoziale, körperliche, altersbedingte, krankheitsbedingte und finanzielle Ursachen kategorisieren (Tragl, 1999; Stähelin & Seiler, 2004). Nicht selten trägt auch der Medikamentenkonsum mit seinen Nebenwirkungen zur Mangelernährung bei (Arens-Azevedo & Behr-Völtzer, 2002).

Arens-Azevedo und Behr-Völtzer (2002, S. 248) prognostizieren ein „in der Regel schleichendes" Einsetzen, das klinische Bild typisieren sie als symptomreich und unspezifisch. In diesen Gründen sehen sie (vgl. ebd.) die Ursachen für die häufig versäumte Diagnosestellung. Sie (vgl. ebd.) berichten auch von Befunden, die fälschlicherweise als „Altersschwäche" oder „Gewichtsverlust infolge einer Tumor-erkrankung" abgestempelt werden.

Schreier und Bartholomeyczik (2004) nehmen an, dass Altersanorexie (Appetit-losigkeit) eine entschiedene Einflussgröße der Mangelernährung ist. Weiterhin gehen sie (vgl. ebd.) davon aus, dass Kachexie ebenfalls als ein Faktor für Mangel-ernährung gilt. Die Kachexie ist als ein „Auszehrungszustand" infolge von „Nahrungskarenz" definiert, wobei „die Unfähigkeit zur Nahrungsaufnahme" im Mittelpunkt steht (Riede et al., 2004). Bei seiner Analyse untermauert Kasper (2004) den prozentualen Zusammenhang zwischen Kachexie und Mangelernährung mit 50-60% seiner Patienten.

Der Symptomkomplex aus Anorexie und Kachexie wird zum failure-to-thrive-Syndrom (Gedeihstörung) differenziert. Es ist eine Kausalkette beginnend mit einem einschneidenden „Triggerereignis" (wie z. B. Verlust des Partners) über Unterernährung infolge von eintretender Appetitlosigkeit bis hin zur Depression mit kognitiven Einschränkungen. Sie führt weiter zu weitreichenden Konsequenzen wie Multimorbidität und Verlust der Eigenständigkeit. Die 1-Jahresletalität wird mit 75% beziffert (vgl. Heusinger von Waldegg & Stamm, 2002).

Als soziale Determinanten legt Smoliner (2008) belastende Situationen wie Verwitwung oder Einsamkeit und die daraus resultierende Isolation dar. Arens-Azevedo und Behr-Völtzer (2002, S. 250) fügen hierzu noch „Unselbstständigkeiten beim Einkauf und Zubereitung" an.

Die Bedeutung der finanziellen Lage des Senioren für eine vollwertige Ernährung erläutern sie (vgl. ebenda) anhand einer Studie aus England, in der die Prävalenz von Mangelernährung bei Sozialhilfeempfängern signifikant höher lag als bei den übrigen Bevölkerungsschichten. Tatsache ist, dass die Altersarmut als ein sehr erschwerender Risikopfeiler für mangelhafte Ernährung aufgeführt werden kann.

Auf der psychischen Ebene macht Smoliner (2008) für mangelnde Nahrungs-aufnahme Erkrankungen wie Depression, Demenz, Verwirrtheitszustände oder Ängste verantwortlich. Demnach könnten sowohl Mahlzeiten vergessen werden als auch verdorbene Lebensmittel verspeist werden. Depressive Menschen neigen zur Nahrungsverweigerung (Arens-Azevedo & Behr-Völtzer, 2002).

Smoliner (2008, S.63) ist davon überzeugt, dass „gerade chronische Erkrankungen" wie unter anderen Diabetes mellitus, Tumorerkrankungen, chronische Infektionen und gastrointestinale (Magen-Darm-Bereich betreffende) Erkrankungen Mangel-ernährung hervorrufen können.

In der Dimension der funktionellen Einbußen werden Kau- und Schluckstörungen, Zahnverlust und lasche Prothesen als latente Größen aufgeführt (Gehart, 2007). Nach Schätzungen Hesekers (2006) sind 20% aller Senioren davon betroffen. Diese Voraussetzungen bewirken gegebenenfalls eine eintönige Ernährungsweise, welche nicht die empfohlenen Nährwerte in ausreichender Menge einschließt.
Arens-Azevedo und Behr-Völtzer (2002, S.250) deuten daraufhin, dass „eingeschränkte Bewegungsunfähigkeit von Armen, Fingern und Beinen, beispielsweise durch Gelenkentzündungen [...] zu einer erhöhten Hilfebedürftigkeit" führe.
Als mögliche Indikatoren für Mangelernährung treten eine Mehrzahl an Pharma-zeutika samt ihren Nebenwirkungen in Erscheinung.
Gemäß Arens-Azevedo (2006) lösen Medikamente eine Reduktion der Resorption einzelner Nährstoffe aus. Medikamente interagieren mit der Steuerung von Hunger und Sättigung (vgl. ebd.). So induzieren Antibiotika, Sedativa und trizyklische Antidepressiva Appetitlosigkeit und gehen mit erhöhten Nährstoffverlusten bzw. erhöhten Nährstoffbedarf einher (Smoliner, 2008).
Mehrfach wird auch dem Pharmazeutikum „Digoxin" eine appetitzügelnde Wirkung zugeschrieben (Schreier & Bartholomeyczik, 2004; Hirsch, 2005; Smoliner, 2008).

Arens-Azevedo und Behr-Völtzer (2002) warnen vor Psychopharmaka und oralen Antidiabetika: Diese Medikamentengruppen wirken sich beeinträchtigend auf Geruchs- und Geschmacksempfinden aus.

Anti-Parkinson-Mittel, Diuretika und Antihistaminika hingegen werden mit der Xerostomie (Mundtrockenheit) in Verbindung gebracht (Arnold et al., 2006; Smoliner, 2008). Zu Nausea und Emesis (Übelkeit und Erbrechen) kann es nach Einnahme von Zytostatika und Antihypertensiva kommen (Smoliner, 2008).

Der Gesichtspunkt der individuellen Verhaltensebene bzw. Lebensstils nehmen eine ausschlaggebende Funktion im Hinblick auf Ernährung ein. Für eine gesunde Ernährungsweise halten Singer und Teyssen (2004) ein Verzicht auf Alkoholkonsum für unumgänglich. Dies lässt sich dadurch explizieren, dass der Energiebedarf durch Alkohol substituierend gedeckt wird und unentbehrliche Lebensmittel überflüssig erscheinen (Kasper, 2004). Ebenso bestätigen Ferbert und Bergmann (1999) die Relation zwischen Alkoholismus und Mangelernährung.

Genau wie die Alkoholkonsumenten sind die Raucher der Risikogruppe zuzuordnen: Ihr Zigarettenkonsum assoziiert mit einem „geringeren Verzehr an Obst und Gemüse" und einem parallel „erhöhter Bedarf an Vitaminen mit antioxidativen Eigenschaften" (Heseker, 2001, S.42). An dieser Stelle lässt sich gut konkludieren, dass sie ihren Vitaminbedarf mit hoher Wahrscheinlichkeit nicht annähernd decken.

Unzureichende Bewegung und Inaktivität kommen ebenfalls als Initiatoren einer Mangelernährung hinzu.

Bestimmte Ernährungsgewohnheiten, welche keine warme Mahlzeit am Tag oder kein bzw. nur seltener Verzehr von Obst und Gemüse bilden einen optimalen Nährboden für eine Manifestation einer Mangelernährung. Auch vegane oder andere alternative Ernährungsformen sind gemäß Heseker (2006) riskant und könnten in Mangelernährung münden.

Die einzeln genannten Faktoren potenzieren sich wechselseitig und schließen mit den Folgen einem verhängnisvollen „Kreislauf der Mangelernährung". Smoliner (2008) befürchtet sogar, dass eine Überwindung des Zyklus' sich durchaus schwieriger gestaltet als einer Mangelernährung präventiv entgegenzuwirken. Dies veranschaulicht, dass die Mangelernährung sowohl als Folge von Krankheiten, als auch pathogener Risikofaktor fungieren kann.

5.2 Folgen der Mangelernährung im Alter

Die negativen Auswirkungen einer unbehandelten Mangelernährung sind genauso vielschichtig und verlustreich wie die Ursachen (Lange-Wagner, 2005). Ohne Frage scheint der mangelernährte Zustand mit einem schlechten Allgemeinzustand zu korrelieren, der sich in Müdigkeit, allgemeine Schwäche und Antriebslosigkeit wider-spiegele (Arens-Azevedo & Christine Behr-Völtzer, 2002; Lange-Wagner, 2005; Smoliner, 2008). Lange-Wagner und Jordan (2005) spekulieren auf Basis der Mangelernährung auf eine erhöhte Morbidität und Mortalität.

Arens-Azevedo und Behr-Völtzer (2002) erwähnen, sich anlehnend an die Bethanienstudie, ein doppelt so hohes Mortalitätsrisiko bei Patienten mit 18 mangelernährten Monaten gegenüber anderen Teilnehmern. Dieser Fakt beruhe darauf, dass die Mangelernährung im Verlauf sich auf alle Organsysteme auswirke (Lange-Wagner, 2005). Neben Verlust von Gesamtkörperprotein und Masse einzelner Organe treten auch geänderte Köperzusammensetzung und Störungen physiologischer Prozesse (vgl. ebd.).

Durch die Unterversorgung mit Nährstoffen verringert sich die Muskelkraft, infolge-dessen ergeben sich beeinträchtigte Muskelfunktionen. Dies schlägt sich in erheblich erhöhten Sturz- und Frakturrisiko und Immobilität nieder (Heseker, 2001; Arens-Azevedo & Behr-Völtzer, 2002; Jordan, 2005; Lange-Wagner, 2005).

Die allgemeine Muskelschwäche stellt besonders für die Atemmuskulatur eine Gefährdung dar: Die Abnahme der Atemmuskeln verschuldet kürzere und schwächere Atemzüge. Eine respiratorische (=der Atmung dienend) Dysfunktion kann Pneumonie bedingen (Jordan, 2005; Lange-Wagner, 2005).

Auch der Herzmuskel ist durch Mangelernährung in seiner Funktionalität bedroht: Der Abbau der Herzmuskelmasse sorgt für ein erniedrigtes Schlagvolumens und Herzrhythmusstörungen (Lange-Wagner, 2005).

Ein ansteigendes Dekubitusrisiko ist durch Bettlägerigkeit und verringerter aktiver Muskelmasse zu verzeichnen.

Es ist zu erwarten, dass die geminderte Immunfunktion eine erhöhte Infektanfälligkeit hervorrufe (Arens-Azevedo & Behr-Völtzer, 2002; Hirsch 2005).

Im Gehirn induziert die Mangelversorgung neurologische und kognitive Störungen, die Verwirrtheitszustände oder sogar Demenz auslösen (Lange-Wagner, 2005; Smoliner, 2008).

Im Krankheitsverlauf evoziert die Mangelernährung eine geminderte Wundheilung und verlangsamte Rekonvaleszenz (Genesung), weitere unerwünschte Komplikationen können mit höherer Wahrscheinlichkeit in Erscheinung treten (Heseker, 2001; Smoliner, 2008).

Wie im vorangegangenen Kapitel sind soziale Auswirkungen in geänderten Lebens-umständen vorzufinden: Vereinsamung, Verlust der Eigenständigkeit und häufige und verlängerte Krankenhausaufenthalte wären als Negativaspekte aufzuzählen.

Zusammenfassend lässt sich aus den Folgen der Mangelernährung im Ganzen eine geminderte Lebensqualität und verkürzte Lebenserwartung interpretieren (Arens-Azevedo & Behr-Völtzer 2002).

6. Formen der Ernährungstherapie

Wenn die präventiven Maßnahmen gegenüber der Mangelernährung wie durch „Beseitigung bzw. Vermeidung möglicher Ursachen" fehlschlug und eine Mangelernährung diagnostiziert wurde, muss frühzeitig mit geeigneten Maßnahmen interveniert werden (Schlierf & Volkert, 2006, S. 371).

Hierfür werden Ernährungstherapien individuell und auf die jeweiligen Ernährungsbedürfnisse des Einzelnen abgestimmt (Freudenreich, 2008). Die mit der Ernährungstherapie erhofften Intentionen sind einerseits die angemessene Zufuhr von Energieträgern und eine Aufwertung des Ernährungs- und Funktionsstatus des Senioren, andererseits die sich hieraus ergebende „Verbesserung der Lebensqualität sowie die Reduktion von Morbidität und Mortalität" (Engeser et al., 2009, S. 38).

6.1 Orale Ernährung

Als orale Ernährung wird die Nahrungszufur über den Mund bezeichnet. Verschiedentlich (Eibach, 2005; Freudenreich, 2008) wird darauf hingewiesen, dass diese „normale" Form der Nahrungszufuhr solange wie möglich beizubehalten sei. Dabei sind mehrere Punkte bei der Durchführung ausschlaggebend:

Das Essensangebot sollte „bedarfsgerecht und appetitlich" angerichtet sein (Schlierf & Volkert, 2006, S. 371). Freudenreich (2008) begrüßt es, wenn vereinzelt kleine Mahlzeiten serviert werden, da ihrer Erfahrung nach, diese den Appetit anregen, wohingegen große Portionen abgewiesen werden.

Kalde et al. (2002, S. 7) empfehlen bei nicht ausreichender oraler Ernährung „ergänzende bilanzierte Diäten", sogenannte Supplemente.

6.2 Enterale Ernährung

Enterale Ernährung bedeutet die Zufuhr von Nahrung in flüssiger Struktur über nasale oder perkutane (=die Haut durchdringend) Sonden, deren Spitze in den Magen oder in die oberen Dünndarmabschnitte positioniert wird (Lübke & Schauder, 2006). Kalde et al. (2002, S. 8) benennen diese Ernährungsform als „effektivste und risikoärmste Ernährungstherapie", um eine hinreichende Menge an Flüssignahrung zu gewährleisten (Daniel & Wenzel, 2006, S. 653).

„Stabile Stoffwechselverhältnisse" und ein gut funktionierender Gastrointestinaltrakt sind essentielle Indikationen zur enteralen Ernährung (Kalde et al., 2002, S. 8). Die enterale Ernährungsform lässt sich in Trink- und Sondennahrung unterteilen (Engeser et al., 2009, S. 37).

6.3 Parenterale Ernährung

Low und Pallua (2003, S. 366) sehen bei einer „kompletten Dysfunktion des Gastrointestinaltrakts" die parenterale Ernährung als adäquate Energieaufnahmeform. Die parentale Ernährung findet sowohl bei der Prävention als auch bei der Behandlung der Mangelernährung Verwendung (Brandstätter, 2003, S. 29). Die Nahrungsaufnahme findet über den „venösen Zugang" statt, die Nahrung wird unter Umgehung des Verdauungsapparats intravenös appliziert (Hartmann & Hick, 2006, S. 150).

Eine individuelle Berechnung des nahezu exakten Nährstoffbedarfes erweist sich als unabdingbar, da der natürliche Verdauungsvorgang ausbleibt: Nicht nur die „Desinfektion des Nahrungsbreis mithilfe von Salzsäure" erübrigt sich, sondern auch die „Pufferfunktion der Leber" – wichtige Regulations- und Entgiftungsmechanismen- entfallen (Brandstätter & Roos-Liegmann, 2005, S. 15; Hartmann & Hick, 2006, S. 150).

Der relevanteste Nährstoff der parentalen Ernährungsform sind die Kohlenhydrate, die in Form von Glukose verabreicht werden (Hartmann & Hick, 2006, S. 150).

Hartmann und Hick (vgl. ebd.) befürworten eine Aufnahme von 100-200g Glucose pro Tag um „Hungerketosen und den „Abbau von Körperproteinen" zu entgegnen.

Smoliner (2007, S. 71) erwähnt, dass beide Ernährungstherapien, - sowohl enterale als auch parenterale -, „einander ergänzende Ernährungstechniken" und keinesfalls konkurrierend sind.

7. Fazit

Die Ausarbeitung hat meiner Meinung nach verschiedene Schlussfolgerungen erbracht, welche ich hier versuche dazustellen.

Zum einen ereignet sich der Alterungsprozess individuell, daher gibt es keinen normtypischen Altersablauf: Die physiologischen Modifikationen im Alter sind verschiedenartig, zumal die Veränderungen in allen Organen ungleichmäßig verlaufen. Die Auswirkungen des Altersprozess' muten beim muskuloskelletalen System (Rückgang der Knochenmasse, Abbau der Muskelmasse) gegenüber den Veränderungen im Hormonsystem signifikanter an.

Die Stärke des Zusammenhanges zwischen Risikofaktoren und Ernährung lässt sich bei Hochbetagten nur bedingt ermitteln, da latente Größen wie die häufig diagnostizierte Multimorbidität keine direkte Relation des Ursache-Wirkungs-Prinzip zulassen.

Zum anderen ergründet die Ausgestaltung der unmittelbaren Essumgebung scheinbar die Akzeptanz der Ernährung: Denn ein gemütliches Ambiente anhand eines reichlich gedeckten Tisches und musikalischer Untermalung wird sicherlich mehr Zuspruch finden.

Anstelle größerer Essensportionen, ist es ratsamer, mehrere kleinere Zwischenmahlzeiten, welche aber zeitlich strukturiert zu sich genommen werden sollten. Diese mit Flüssigkeitslieferanten wie Wasser oder nicht entwässernder Tees zu bereichern, kann wiederum der bereits angesprochenen Dehydration entgegen wirken.

So stoßen appetitlich und geschmackvoll zubereitete Gerichte höchstwahrscheinlich auf mehr Resonanz, gerade favorisierte Speisen finden besonders viel Anklang.

Desweiteren sollte man darauf achten, dass störende Lärmquellen abgeschaltet werden, um die Essatmosphäre nicht zu beeinträchtigen.

Zudem sollten die die Mahlzeiten ohne Hast und mit der nötigen Ruhe zu sich genommen werden, um ein eventuelles Verschlucken von Nahrungspartikeln abzuwenden und eine ideale Verdauung zu gewährleisten.

Auch wird so die Nahrungszufuhr zu einem geschmacklichen Erlebnis, welches die Sinne nicht nur anregt, sondern auch – dem Funktionsabbau entgegensetzt – fordert.

Bei Nahrungskarenz oder Appetitlosigkeit könnten bewegungsfördernde Aktivitäten wie Spaziergänge oder gymnastische Übungen appetitanregende Wirkungen entfalten.

Die im Laufe des Lebens erworbenen Essgewohnheiten den im Alter veränderten Ernährungsbedürfnissen anzupassen, zeichnen sich kritische Aspekte ab:

Zum einen fehlt möglicherweise die Einsicht zur Fehlernährung, zum anderen könnte an mangelnder Motivation eine Ernährungsumstellung scheitern. Ferner lässt sich negatives Ernährungsverhalten vergangener Jahre nicht aufholen, aber dennoch sollte man einlenken um weitere, unter Umständen, schwerwiegendere Spätfolgen abzumildern.

Desweiteren darf man auch die ethischen Gesichtspunkte der Ernährung nicht außer Acht lassen: Da die Ernährung ein Grundbedürfnis des Menschen darstellt und an sozialkommunikativen Interaktionen auf zwischenmenschlicher Basis gekoppelt ist, ist es umso notwendiger genau abzuwägen, ob eine künstliche Ernährungsform angewandt werden sollte. Durch ausbleibendes gemeinsames Essen kann Vereinsamung hervorgerufen werden, welche weitere psychische Effekte wie Essstörungen oder Nahrungsverweigerung mit sich bringen kann.

Im Sinne von partizipativer Entscheidungsfindung und Empowerment erachte ich es zwar als äußerst schwierig, aber trotzdessen um so wichtiger die Patienten bei der Wahl der Ernährungsform teilhaben zu lassen:

Diffizil einerseits, da die Nahrungsverweigerung bei Schwerstkranken von der Unfähigkeit die Nahrung aufnehmen zu können, unterschieden werden muss. Andererseits ebenso problematisch, da eine nicht geringe Anzahl von Senioren aufgrund von geistigen Einschränkungen zu ihrer Urteilsfindung teilweise oder komplett nicht fähig sind.

Es lässt sich weiter erkennen, dass Ernährung nur ein Faktor für Lebensqualität und Wohlbefinden im Alter ist, denn weitere Faktoren wie Bewegung und die Abwesenheit von chronischen Krankheiten oder Gebrechen sind auch enorme Ressourcen.

Die Ernährung erweist sich als komplexer Prozess aus vielen verschiedenen wechselseitig sich beeinflussenden Faktoren. Dabei übernimmt die Ernährung im Alter einen vielseitigen Part ein: Sie ist nicht nur Energielieferant, sondern auch Präventionsansatz gegenüber Krankheiten. Als unbestreitbar gilt ihre Bedeutsamkeit für physisches und psychisches Wohlbefinden.

Literaturverzeichnis

Abelin, T., Badura, B., Leidl, R., Raspe, H, Schwartz, F. W. & Siegrist, J. (Hrsg.) .(2003). Das Public Health Buch: Gesundheit und Gesundheitswesen. München: Elsevier.

Arens-Azevedo, U. & Behr-Völtzer, C. (2002). Ernährung im Alter. Hannover: Vincentz

Arens-Azevedo, U., Huth, E. & Lichtenberg, W. (2001). Hauswirtschaftliche Dienstleistungen in Pflegeeinrichtungen: Qualitätsmanagement- Schnittstellenproblematik. Hannover: Schlütersche

Arnold, A., Arnold, W, Brockmeier, S. J., Kiefer, J., Kimmich, T. & Steinbach, S. (2006). Hals-Nasen-Ohren-Heilkunde. In W. Hansen (Hrsg.). Medizin des Alterns und des alten Menschen. (S. 225-246). Stuttgart: Schattauer

Arnold, S., Mötzing, G. & Wurlitzer, G. (2005). Leitfaden Altenpflege: Begleitung, Betreuung, Beratung, Pflege, Rehabilitation. München: Elsevier

Bergmann, L. & Ferbert, A. (1999). Alkoholfolgeerkrankungen. In P. Berlit (Hrsg.). Klinische Neurologie. (S. 1213-1223). Heidelberg: Springer

Biedermann, M. (2004). Essen als basale Stimulation. Hannover: Vincentz

Danz, R. (2007) Umgang mit Arzneimitteln. In S. Grabs & A. Jelinek (Hrsg.). Pflege konkret – Arzneimittel: Arzneimittellehre für Gesundheits- und Krankenpflege. (S. 28-46). München: Elsevier, Urban & Fischer

Brandstätter, M & Roos-Liegmann, B. (2005) Künstliche Ernährung bei Kindern: enteral und parenteral, ambulant und stationär. München: Verlag Elsevier, Urban & Fischer

Brandstätter, M. (2002). Parenterale Ernährung: Indikationen, Techniken. München: Elsevier, Urban & Fischer Verlag

Burns, A. & Horan, M. ,Clague, J. & McLean, G. (2005). Geriatric medicine for old age psychiatrists. London: Taylor & Francis

Daniel, H. & Wenzel, U. (2006). Besondere Ernährungserfordernisse. In: Heinrich, P., Löffler, G. & Petrides, P. (Hrsg.). Biochemie und Pathobiochemie (S. 652-653). Heidelberg: Springer

Eibach, U. (2005). Autonomie, Menschenwürde und Lebensschutz in der Geriatrie und Psychiatrie. Münster: LIT Verlag

Engeser, P., Hermann, K. & Müller-Bühl, U. (2009). Enterale Ernährungstherapie. Angewandte Schmerztherapie und Palliativmedizin, 2, 36-39

Freudenreich, M. (2007). Ernährungstherapie. In: C. Menebröcker (Hrsg.) Ernährung in der Altenpflege. (S.66-71). München: Elsevier, Urban & Fischer

Gehart, R. (2007). Altenpflege konkret. Gesundheits- und Krankheitslehre. München: Elsevier

Hartmann, H. & Hick, C. (2006). Ernährung, Verdauungstrakt, Leber. In: Hick, A. & Hick, C. (Hrsg.) Intensivkurs Physiologie S. 146-167. München: Elsevier, Urban & Fischer Verlag

Heseker, H. (2001). Die letzte Lebensphase. Zur Physiologie und Psychologie der Ernährung von Hochbetagten. In U. Spiekermann & G.U. Schöneberger (Hrsg.) Ernährung in Grenz-situationen. (S. 31-44). Heidelberg: Springer

Heseker, H. (2006). Prävention der Mangelernährung im Alter. In H. Berthold, H. Eckel G. Ollenschläger & P. Schauder (Hrsg.) Zukunft sichern: Senkung der Zahl chronisch Kranker: Verwirklichung einer realistischen Utopie. (S.423-429). Köln: Deutscher Ärzteverlag

Hirsch, R. D. (2005). Workshop A: Alte Menschen in Pflegeeinrichtungen – Qualitätsmerkmale der Pflege. In Landespräventionsrat Nordrhein-Westfalen (Hrsg.). Alter - ein Risiko?. (S.73-112). Münster: LIT Verlag

Hopp, V. (2004) Wasser, Krise? Wasser, Natur, Mensch, Technik und Wirtschaft. Weinheim: Wiley VCH

Jamour, M. (2008). Medizin des Alterns und des alten Menschen. In O. Kessler, K.-P. Schaps & U. Fetzner (Hrsg.) Das Zweite- kompakt: Querschnittsbereiche- GK 2. (S.156-191).Heidelberg: Springer

Jordan, A. (2005). Ernährung im Alter. In H. Koula-Jenik, M. Kraft, M. Miko & R.-J. Schulz (Hrsg.). Leitfaden Ernährungsmedizin. (S. 358-371). München: Elsevier

Kalde, S., Kolbig, N. & Vogt, M. (Hrsg.). (2002). Enterale Ernährung. München: Elsevier, Urban & Fischer Verlag

Kasper, H. (2004). Ernährungsmedizin und Diätetik. München: Elsevier

E. Knipfer & L. Latasch (Hrsg.).(2004). Anästhesie Intensivmedizin Intensivpflege. München: Elsevier

Kuhnert, P. (2004). Zusatzstoffe kompakt. Hamburg: Behr's

Lange-Wagner, M. (2005). Mangelernährung und Dehydration im Alter. In H. Heseker & V. Odenbach (Hrsg.). Ernährung von Senioren und Pflegebedürftigen - Fortsetzungswerk im Ordner - Der Leitfaden für alle Verantwortlichen in Pflegeeinrichtungen und Kliniken (Kapitel III). Hamburg: B. Behr's

Low, J. & Pallua, N. (2003). Thermische, elektrische und chemische Verletzungen. In: Berger, A. & Hierner, R. (Hrsg.) Plastische Chirurgie: Grundlagen, Prinzipien, Techniken S. 343-405 Heidelberg: Springer

Lübke, H. J. & Schauder, P. (2006). Indikation und Durchführung der enteralen Ernährung. In G. Ollenschläger & P. Schauder (Hrsg.).Ernährungsmedizin: Prävention und Therapie. (S. 276-286). München: Elsevier

Menche, N. (2004). Innere Medizin: Kompakte Darstellung des Fachgebietes unter Berücksichtigung der Ausbildungs- und Prüfungsverordnung für Pflegeberufe. München: Elsevier

Riede, U.-N. & Schafer, W. (2004). Allgemeine und spezielle Pathologie. Stuttgart: Georg Thieme

Schauder, P. & Ollenschläger, G. (2006). Ernährungsmedizin, Prävention und Therapie München: Elsevier, Urban & Fischer

Schlierf, G. & Volkert, D. (2006). Ernährung im Alter. In P. Schauder & G. Ollenschläger (Hrsg.). Ernährungsmedizin: Prävention und Therapie. (S. 367-374). München: Elsevier

Schreier, M. M. & Bartholomeyczik, S. (2004). Mangelernährung bei alten und pflegebedürftigen Menschen. Hannover: Schlütersche

Seib, U.(2003). Arbeitsbuch Ernährung und Diätetik für Pflege- und Gesundheitsberufe.
München: Elsevier

Seiler, W. O. & Stähelin, H. B. (2004). Malnutrition im Alter. In H.-K. Biesalski, P. Fürst, H.
Kasper, R. Kluthe, W. Pölert, W. Puchst & H. B. Stähelin (Hrsg.). Ernährungsmedizin. Nach
dem Curriculum Ernährungsmedizin der Bundesärztekammer. (S. 279-287). Stuttgart: Georg
Thieme

Singer, M.V. & Teyssen, S. (2004). Alkoholassoziierte Organschäden. Befunde in der
inneren Medizin, Neurologie und Geburtshilfe. In R. Tölle & E. Doppelfeld (Hrsg.).
Alkoholismus: Erkennen und behandeln (S.108-138). Köln: Deutscher Ärzteverlag

Smoliner, C. (2007). Mangel- und Unterernährung. In: C. Menebröcker (Hrsg.) Ernährung in
der Altenpflege. (S.49-72). München: Elsevier, Urban & Fischer

Tragl, K. H. (1999). Handbuch der internistischen Geriatrie. Heidelberg: Springer

Internetquellen:

Deutsche Gesellschaft für Ernährung e.V.
Verfügbar unter: http://www.dge.de [15.06.2009]

Stamm, T. & Heusinger von Waldegg, G. (2002) Klinik für Geriatrie und Rehabilitation,
Westküstenklinikum Heide, Begleitung Sterbender in Alten- und Pflegeheimen. Hospize und
Palliativmedizin – eine humane Antwort auf die sozialen Folgen der demographischen
Entwicklung
Verfügbar unter: http://www.bayerische-stiftung-hospiz.de/texte2/stamm.pdf [17.06.2009]

Heseker, H. (2002) Universität Paderborn. Die letzte Lebensphase. Zur Physiologie und
Psychologie der Ernährung von Hochbetagten
Verfügbar unter: http://dsg.uni-
paderborn.de/fileadmin/evb/materialien/aeltere_vortraege/02_12_letze-lebensphase.pdf
[20.06.2009]

Deutsche Seniorenliga e.V.

RA Erhard Hackler (Hrsg.) Geschäftsführender Vorstand der Deutschen Seniorenliga e.V.

Verfügbar unter: http://www.dsl-mangelernaehrung.de/ [03.06.2009]

Arens-Azevedo, U. (2006)

Is(s)t im Alter alles anders? Grundsätze einer seniorengerechten Ernährung

Verfügbar unter: http://www.dge.de/pdf/fitimalter/Stuttgart-2006/B-Ernaehrung-im-Alter-AA.pdf [17.06.2009]

Dittrich, T. (2002) Technische Universität Dortmund, Alter und Altern

Verfügbar unter: http://www.fk-reha.uni-dortmund.de/Soziologie/Vorlesungen/2002-WS-2003/130082-Folien-9.pdf [23.06.09]

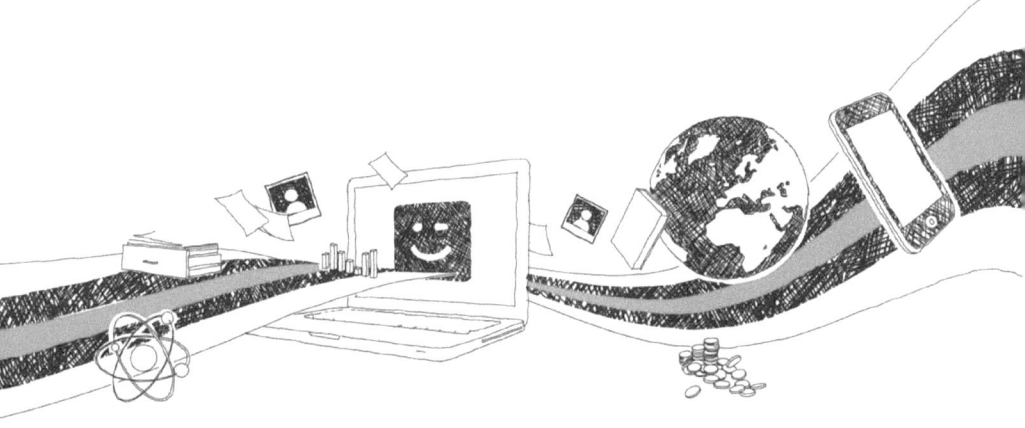
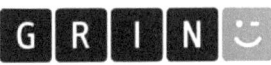